DESINTOXICACIÓN DEL TÉ ROJO PARA PERDER PESO

RECETA PROBADA PARA PERDER 10 LIBRAS

Agustin R. Ruiz

Índice

Introducción

El Té como sabras es una de las bebidas mas populares del mundo, por sus amplios beneficios para la salud, por sus efectos tan especificos que aporta, entre muchas otras virtudes.

En este e-book nos centraremos en como el Té, especificamente el Té Rojo, nos puede ayudar a **bajar de peso rapidamente**, y sí, nuestro objetivo sera bajar 10 libras lo antes posible.

Sin mas dilación, comenzemos... primero que todo, debes de saber cuales son los **componenetes naturales del Té**, que te ayudaran a bajar de peso.

Hablando en terminos simples, los Tes por naturaleza **son ricos en Antioxidantes y Teína**, los cuales son las principales caracteristicas que te ayudaran a conseguir tus objetivos. Aquí te dejo un pequeño resumen de los…

• **Antioxidantes:** Son pequeñas moleculas, que tienen el objetivos de prevenir la oxidación de tus celulas, o en otras palabras, **prevenir el envejecimiento**, y esto tiene mucha relevancia al momento de bajar de peso, créeme.

• **Teína:** Para no aburrirte con definiciones innecesarias, te dire que la Teína es muy similar a su primo cercano, la Cafeína, pero con la diferencia que la **Teína se absorbe gradualmente por mas tiempo y propicia mucho mas la quema de grasa corporal**, a comparación de la Cafeína que es un shock de energía que se acaba rapidamente.

A continuación te presentare los **mejores Tes por excelencia para bajar de peso.**

¿Cuáles son los mejores tipos de té para bajar de peso?

La abundancia de hierbas y plantas para ser consumidas en infusion ó directamente, son tan abundantes que hasta en la actualidad se siguen descubriendo los increibles beneficios que estos aportan a nuestro cuerpo, e incluso nuevas plantas son descubiertas cada año.

Por ello aquí tienes, solo para ti, las mejores infusiones de Tes para conseguir tus objetivos de bajar 10 libras ó mas rapidamente.

Empezamos con el...

•Té Verde

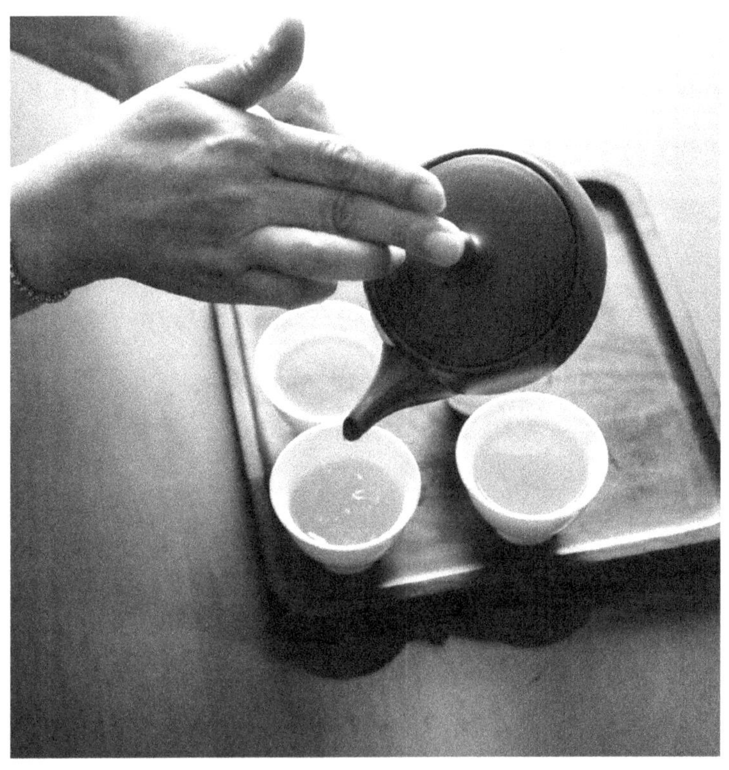

¿Que decirte que no sepas sobre el Té Verde?... sus bondades son increibles, te llena de vitalidad, te cuida la piel, beneficia a tus intestinos y mas.

No razon para no recomendarte que incluyas esta bebida a tu alimentación, tambien puedes pedirlo en tu cafeteria de preferencia.

Uno de sus poderosos y conocidos ingredientes intrinsecos del Té Verde, son los polifenoles, que al igual que el Té Rojo, ayudan a la desintoxicación de tu cuerpo.

• *Té de Diente de León*

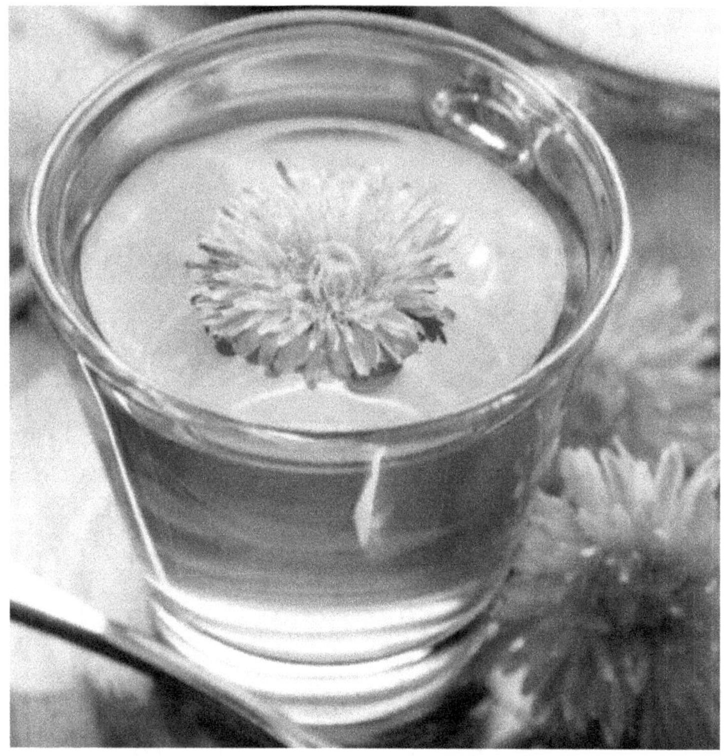

Tal vez te suene raro beber un Té de Diente de León, ¿acaso no son para regalar?, sí, pero también para consumir, ¿por que?...

Por sus fascinantes virtudes antiinflamatorios y la gran cantidad de vitaminas y minerales que este contiene, como por ejemplo, minerales como zinc, magnesio, hierro y potasio; y vitaminas de la A a la D.

Y claro una gran infusion con beneficios desintoxicantes por su alto contenido en antioxidantes.

- ***Té de Cardo de Leche***

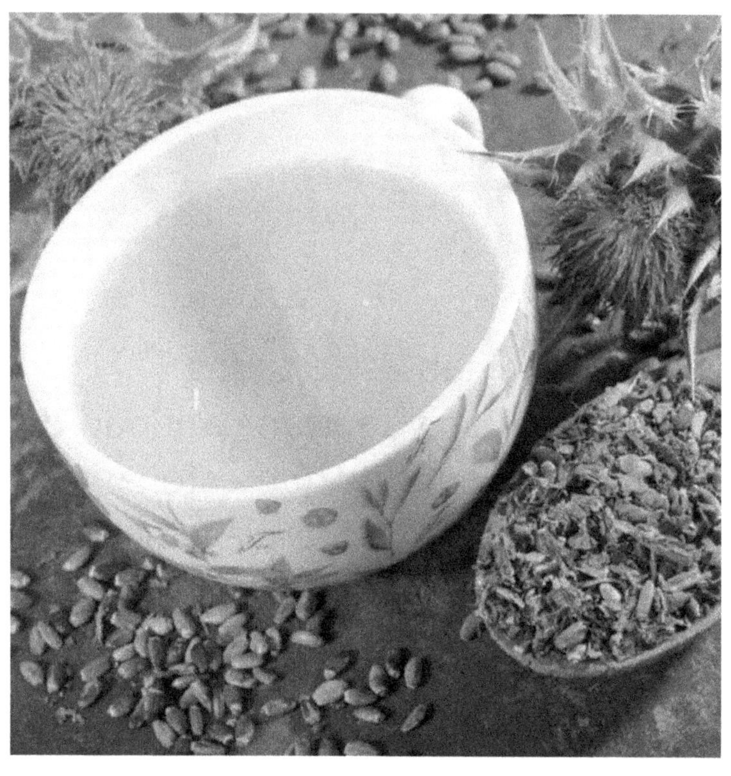

Sylmarin es el ingrediente activo de este "remedio" natural de **Té de Cardo de Leche**, y es la combinación de varios flavonoides que son antioxidantes muy poderosos.

La principal virtud del Té de Cardo de Leche, es la de reducir el estres del higado, a traves de sus antiinflamatorios naturales, que ayudan a reparar y proteger las celulas hepaticas del higado.

• *Té Rojo*

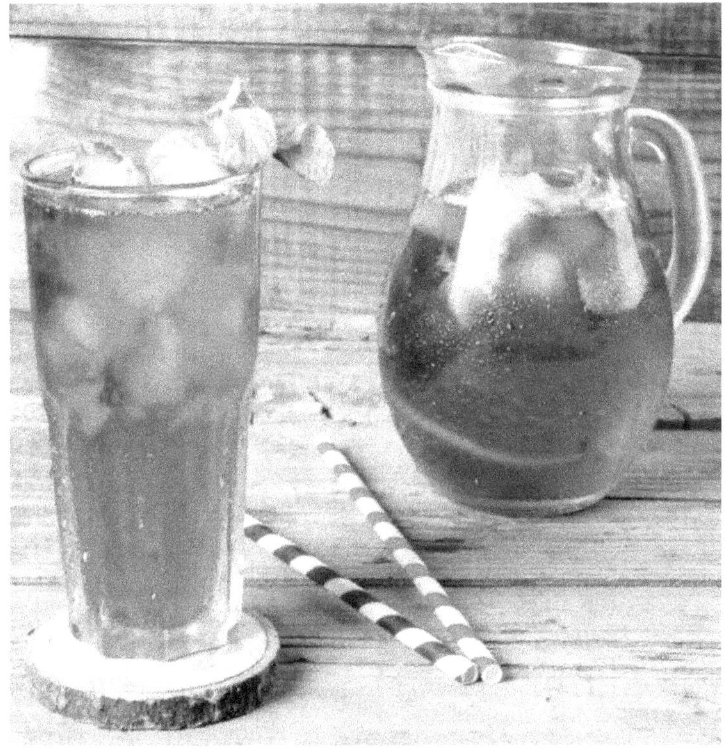

Los beneficios que nos interesan obtener del Té rojo, son solo una parte de esta subestimada infusion...

Cólicos estomacales, alergias, asma, insomnio, eccema, presion arterial alta y dolores de cabeza, son algunas de las enfermedades que podrian tratarse e incluso curarse, gracias al té rojo.

Y por si fuera poco, los alimentos con alto contenido en flavonoides son estimulantes al correcto funcionamiento del sistema cardiovascular, y sí, el Té Rojo del que estamos hablando, es abundante en flavonoides.

Por cierto, al igual que los anteriores Tes descritos, el té rojo al tener tan altos flavonoides, goza de una magnifica cantidad de antioxidantes.

¿Cuál es el mejor té para bajar de peso?

Seguro que ya sabes la respuesta, de cual es el mejor te para bajar de peso, por que de hecho, de eso se trata este e-book.

Sí el Té rojo es la bebida ideal, para cualquier persona que guste de consumir bebidas frias o calientes, por que sí, el té rojo tienes esa versatilidad de poder consumirla Fría o Caliente; y aún así mantener sus caracteristicas intactas.

A parte de todos los beneficios descritos anteriormente sobre el té rojo, la verdad es que hay muchas virtudes más que te aporta esta bebida, y que te ayudaria mucho el que lo sepas, y por eso te lo resumo a continuación:

- *Calma tu garganta si esta irritada*
- *Puedes remplazar 1 litro de agua por un generoso vaso de té rojo frio, ya que este disminuye drasticamente tu sed.*
- *Beber Té Rojo ayuda de manera increible a mejorar tu sistema inmunologico.*
- *Y al mejorar tu inmunologia, te vuelves mas resistente a resfriados y enefermedades, créeme.*
- *Mejora considerablemente la elasticidad de tu organo mas extenso de todos, "tu piel".*
- *Por su alto contenido en Zinc, puedes despedirte del acne.*
- *Y muchos beneficios más de esta infusion "casi magica".*

Ahora bien, se que estas aquí para perder 10 libras ó mas rapidamente, por que si no, probablemente no estarias aquí.

A continuación empezamos con la acción; te recomiento que prestes mucha mas atención, ya que me pondre un poco tecnico en algunos puntos, pero tranquilo, lo hare lo mas facil, dinamico y entendible posible.

Perder 10 libras con Té Rojo: Probado

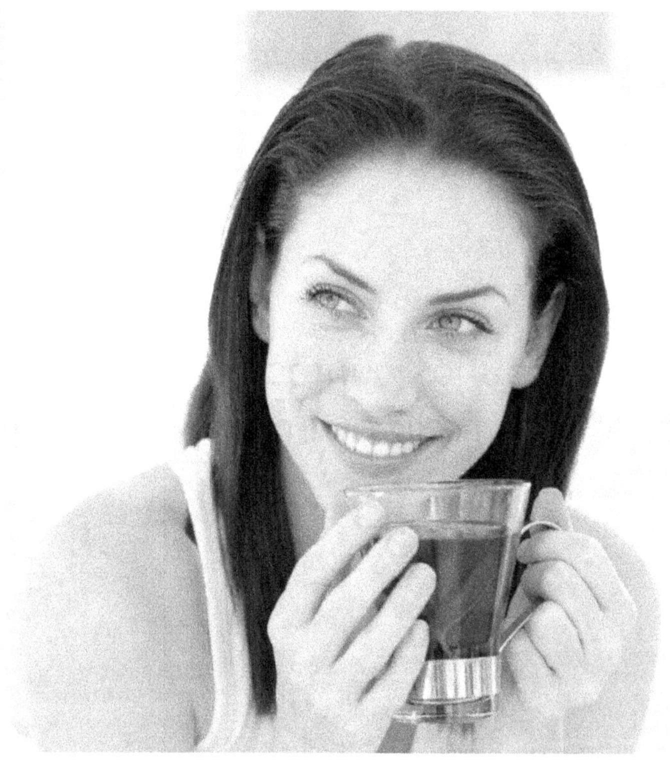

Ok, se que quizas creas que todo lo que haz aprendido hasta ahora, no te servira de mucho, pero la verdad, es que SÍ, ¿por que?, por que no deseo que consumas "cosas" sin saber nada de ellas, es por eso que te he querido resumir a que te enfrentarias en esta nueva aventura que comenzaras.

¿Cómo puedes bajar de peso bebiendo una simpl infusion?... lo que tienes que hacer es coger un saquito de Té Rojo, colocarle agua a punto de ebullición y VOILÁ!, habras bajado 10 libras de una vez y en un solo día...

Lamento lo anterior, pero es lo que muchas personas piensan que es esto, que es una bebida "magica" ó que solo con beberla, "todo se les soluciona"; Pero no te preocupes, que yo te dire la manera correcta de consumir esta bebida, para que sus efectos en verdad sean visibles.

Pero antes, debes saber que no sirve de nada, "beber una taza con té rojo, y luego consumirse una porción de pastel e irse a dormir", NO, debes de ver a la desintoxicación del té rojo para bajar de peso, como un complemento a tu "alimentación", así como el ir al gym es un complemento-

Por si solo el gym, ni el té rojo, ni cualquier otra cosa puede hacer "maravillas por ti", si no se aplican de manera adecuada.

Dicho esto, te explicare una nutrición completa, con ejercicios regulares y nuestra **bebida estrella como portenciador de resultados**, que tendras que respetar y ejecutar todos los dias, si quieres obtener resultados rapidamente.

- Deja de consumir azucar blanca y sal de mesa ó almenos disminuye drasticamente su consumo, puedes remplazarlos por estevia ó edulcorante natural y sal marina... de igual manera consumirlos en bajas cantidades, hasta dejarlos de consumir en su totalidad. "Está más que comprobado que el consumo de estos alimentos de manera excesiva, perjudican tus niveles de presion arterial, provocando así, deficiencia en los procesos naturales de tus organos.

• Aumenta el consumo de proteina de alimentos como, huevo, carnes magras (pechuga de pollo, carne de res, carnes rojas y blancas en general, frutos secos, etc). Es de suma importancia que sepas seleccionar las carnes a consumir, te recomiendo que observes bien la porción de carne que estes por comprar y verifiques que no este congelado y que no tenga un exceso de grasa ó piel.

• Disminuye la ingesta de hidratos de carbono simples, como panes blancos, tortas, dulces en general, arroz blanco, etc. Si eres de consumir mucho pan,primero, disminuye el consumo, segundo, puedes preparar tu propio pan integral, adquiriendo los ingredientes naturales en cualquier negocio especializado en venta de pordructos naturales.

• Elimina por completo las grasas malas de tu alimentación (grasa de carnes rojas y carnes blancas, mantequillas, consumo excesivo de cremas, etc). Sí, las grasas "malas" son aquellas consideradas "grasas saturadas y trans", por lo tanto evitalas a toda costa, por que estas no solo taparan tus arterias, también se transformaran en "masa grasa" rapidamente y esto, como es obvio, dificultara tu descenso de peso.

• Aumenta prudentemente el consumo de grasas saludables, como pueden ser: grasas de pescados, grasas de nueces, cacahuetes, maníes, etc (procura que sean ricos en omega 3, 9, y bajos en omega 6). He de decir, que el consumo de estas grasas es fundamental para conseguir tus objetivos, por que estas son las encargadas de producir el estimulo necesario para teansformar "la grasa almacenada, en energía"; especialmente el omega 3, es el mas importante, ya que ayuda , entre muchos beneficios, a eliminar los triglicéridos de tus venas y arterias.

• Consume de 20 a 40 gramos de fibras solubles e insolubles como por ejemplo: avena, arroz integral, frutos secos, frutas y verduras fibrosas, semillas (chia, lino, etc). EL consumo de fibras, ya sean solubles en agua ó insolubles, es el factor clave para que tus intestinos, no solo esten limpios, también esten suscepribles a la absorción de alimentos que consumes. Por lo tanto procura asegurarte de consumir lo adecuado.

• Bebe abundante agua, SÍ lo se, suena a cliche, pero es verdad, debes de beber agua para que tus celulas esten hidratas y tengan la energia para transportar y transformar las celulas de grasa en energia, y de esta manera, quemar grasa. El consumo recomendado es de 1 litro cada 25 kilogramos de peso corporal, por lo tanto, si pesas 75 kilogramos, debes de beber 3 litros de agua dristribuidos durante todo el día.

• Descansa profundamente por la noche en tu habitación lo mas oscura posible, para que tus hormonas por la noche, trabajen de manera efectiva. Esta más que comprobado, que todo lo que hagas durante el día se vera reflejado mientras duermes, en otras palabras, si tu comes sano y haces ejercicios durante el día, por la noche mientras duermes, tú cuerpo liberara hormonas que repararan tu cuerpo, lo volveran más fuerte y quemara grasas para utilizarlos por la noche como combustible.

• Haz ejercicios aerobicos y anaerobicos, de 2 a 4 veces por semana. Siempre por la mañana o el mediodía, no es recomendable ejercitarte por la tarde o la noche, por que puedes caer en desvelo por la noche, pero si no puedes hacer ejercicios por la mañana ó el mediodía, intenta hacerlo de 1 a 2 horas antes de acostarte a dormir.

TIP: Recuerda siempre estirarte y calentar antes de hacer tu rutina de ejercicios, para evitar posibles lesiones y rendir mejor.

• Disminuye el consumo de alcohol, lo se, puede ser complicado, es por eso que dije "disminuye" y no "dejalo", por que se que no sera tan fácil que lo dejes, a mi tampoco me fue fácil, pero si puedes dejarlo, genial, hazlo!. Por cierto, como un estimulo más a que lo dejes, el alcohol provoca que el higado no funcione correctamente y eso impide que transforme las celulas grasas en energía para ser utilizada.

* No hace falta que lo diga, pero el fumar tampoco es recomendable, mucho mas si quieres bajar de peso por que el tabaco tapa tus arterias, y no deja pasar lo nutrientes que propiciaran tu descenso de peso. Si eres fumador, puedes comenzar a probar el cigarrillo electronico.

* Y claro, consume diariamente el renombrado "Té Rojo". Bebe de 2 a 3 tazas generosas de esta infusion distribuidas durante todo el día. También decirte que puedes beber tu té, aún que estes de viaje, llevalo en un termo para viajes, disfruta y comparte tu bebida, te lo agradecerán.

Puede parecerte muy tedioso tener que seguir y hacer todo lo anterior, pero si en verdad quieres bajar 10 libras rapidamente, el té rojo no podra hacerlo solo, necesita de ejercicios continuos que estimulen a tu cuerpo a quemar gasas, necesita de nutrientes y de alimentos que ayuden a potenciar tu metabolismo, ya que este es el encargado de que todo en tu cuerpo funcione.

Ahora no quiero que colapses con tantos cambios de una sola vez, es por ello, que te aconsejo, que empiezes poco a poco, a aplicar este "estilo de vida", por que lo que estas aprendiendo aquí, no es una dieta pasajera ó de moda, es un cambio de alimentación que afectara para increibles mejoras en tu vida, créeme.

Cuando comiences a asimilar todo lo aprendido anteriormente y en verdad estes listo para continuar, te enseñare a "como" y en "que" momentos consumir la fascinante infusion de té rojo.

Los mejores momentos para beber tu infusión

Ok, llegado este punto, se supone que estas comprometido en cambiar tu "estilo de vida", tu alimentación, la frecuencia con la que asistes al gym ó haces ejercicios en tu propia casa, etc.

Voy a comenzar, diciendote cuales son los mejores momentos u horarios, para consumir tu infusion y explicarte el por que.

- Consumir en la mañana despues del desayuno, una buena taza con té rojo.
- Beber tu infusion de ½ hora a 1 hora antes de el almuerzo.
- Y si tu acostumbras a hacer ejercicios por la media mañana o media tarde, bebe una ½ hora antes de ejercitarte.

Bien, ¿por que son importantes esos horarios para consumir tu bebida adelgazante.

DESAYUNO: Consumir una bebida fria o caliente como el té rojo despues del desayuno, provoca que los alimentos que haz ingerido, se digieran mucho mas rapido, por que la teína del té rojo, estimula la glandula suprarrenal, que se encuentra por encima de los riñones, de la cual es la encargada de liberar la hormona de la Adrenalina, entre otras hormonas.

Sucedido lo anterior, como sabras la Adrenalina es una hormona muy poderosa, cuando se trata de "aceleración en muchos procesos naturales de tu cuerpo", incluyendo la quema de grasas.

ALMUERZO: El simple hecho de consumir Té Rojo antes de la ingesta de alimentos, provoca que tu cuerpo este preparado y susceptible a la absorción de dichos alimentos, y esto es muy bueno, créeme, por que los nutrientes son absorbidas con mayor rapidez y de manera efectiva.

EJERCICIOS: Ya sea por cualquier razon, si tu haces ejercicios por la media mañana ó por la media tarde es de suma importancia que consumas té rojo ½ hora antes ó menos de empezar con tu rutina de entrenamiento.

¿Por qué?, por la simple razon de que tu cuerpo se llenara de energia para rendir mas en tus ejercicios, y claro, como he dicho anteriormente, la "adrenalina" que recorrera tu cuerpo, ayudara a que quemes mas calorías y por consecuencia, que quemes mas grasas.

En resumen, estaras consumiendo de 3 a 4 generosas tazas con té rojo, también te recomiendo que le des pausa al consumo continuado de esta bebido, por ejemplo:

• Consumir durante 2 semanas y descansar 1 semana de no consumir o consumir cantidades mas bajas de esta bebida.

• La otra opción es que lo intercales con otras bebidas tan buenas como el té rojo; puedes variarlas con las infusiones que te recomende anteriormente.

El punto al que voy con esto es no abusar de esta magestuosa bebida, a que tu cuerpo puede hacerse dependiente de esta bebida y eso hace que tu cuerpo ya no sienta los efectos que esta infusion te aporta.

Pero tranquilo, no es tan fácil volverse dependiente de una infusion tan natural y saludable, como es el té rojo.

Para volverte dependiente de esta bebida, deberias de beber hasta 10 tazas por día durante 1 año, y aún así es probable que no te afecte negativamente, en otras palabras "prudencia".

Conclusion

Bueno, que decirte que no hayas aprendido en este e-book/guía sobre esta maravillosa infusion… primero decirte que lamento si fui muy directo, en cuestión con la realidad de las cosas, pero a mi criterio, si nadie te dice la verdad, seguirias buscando "la bebida ó alimento magico que te ayude a conseguir tus resultados, sin hacer nada".

Pero debes de saber que si hay formas de conseguir los resultados que quieres, y una de esas formas es la que te he compartido.

Por lo tanto, si haces lo que te he compartido y eres constante, podras obtener esos deseos de mejorar tu cuerpo y verte mucho mas atractiva/o.

Sigue paso a paso esta guía para bajar de peso, tomalo como una receta de comida, e iras obteniendo resultados, te lo aseguro, lo que te he compartido en este e-book, es la información que saben solo los grandes nutricionistas, por lo tanto, no subestimes lo que te he compartido, aprovechalo y comparte esta información que haz aprendido hoy si te ha gustado y empiezas a notar resultados, podrias ayudar a esa persona cercana a ti que necesita resultados rapidamente y no sabe como empezar.

Ha sido un placer para mi compartirte esta guía que vengo aplicando desde hace años y disfrutando de los resultados que esta me aporta, y de todo corazon espero que tu lo consigas también, que estoy seguiro que lo lograras si eres de las personas que aplican lo que aprenden.

Por cierto decirte, que si aún quieres mas energía para tu día a día y poder acelerar aún mas tu descenso de peso, te recomiendo otra de mis guías que comparto.

He de decirte, que es algo un poco extremo el consumo de esta planta que te compartire, pero que sus resultados son increible… el e-book puedes encotrarlo escribiendo "Kratom para la energia", en el buscardor de Libros de Amazon y el primer e-book de los resultados, es el que te estoy hablando, también puedes encontrarlo con mi nombre "Agustin R. Ruiz".

Sin mas que agregar, Muchas Gracias por leer mi e-book, y te Felicito por darte la oportunidad de aprender a como mejorar tu cuerpo !...

Espero me compartas tus resultados, eso me alegraria mucho !

Un fuerte abrazo, Agustin.